Te $\frac{98}{61}$

NOUVEAU MODE

D'EXPLORATION DE L'URÈTHRE

à l'état normal et à l'état pathologique;

Par J.-J. CAZENAVE,

Médecin à Bordeaux, membre correspondant de l'Académie royale de Médecine de Paris, des Sociétés Huntérienne de Londres, médico-chirurgicales de Bologne et de Berlin, des Sciences médicales et naturelles de Bruxelles, de Bruges, des Sociétés de Médecine de Hanovre, de la Nouvelle-Orléans, de Lyon, de Toulouse, de Marseille, de la Société des Médecins du grand-duché de Baden, et secrétaire général de la Société médicale d'Emulation de Bordeaux.

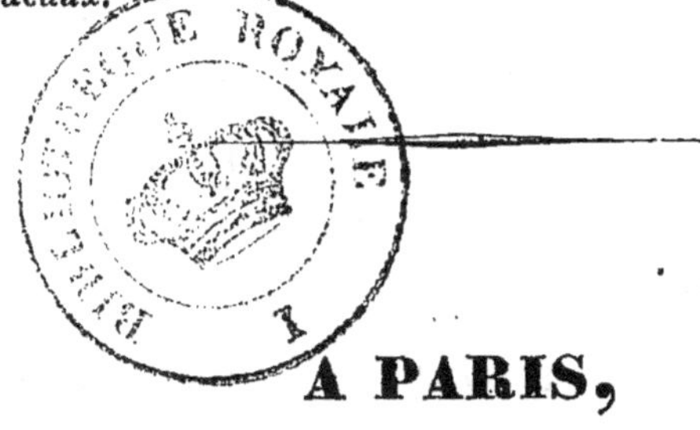

A PARIS,

CHEZ J.-B. BALLIÈRE,

LIBRAIRE DE L'ACADÉMIE ROYALE DE MÉDECINE,
Rue de l'Ecole de Médecine, 17.

A BORDEAUX,

CHEZ L'AUTEUR, FOSSÉS DE L'INTENDANCE, 45.

—

1845

Bien que ce mémoire fasse partie des travaux inédits que j'envoyai à l'Académie royale de Médecine de Paris, le 15 septembre dernier, pour concourir au prix d'Argenteuil avec seize de mes confrères, je m'exposerais à être accusé de plagiat si je ne m'empressais pas de publier le mode d'exploration de l'urèthre que j'ai imaginé, et cela afin de devancer le docteur Ratier, de Paris, qui va faire imprimer un mémoire sur le même sujet. Voici, du reste, mes titres à la priorité touchant l'éclairage de l'urèthre, titres exposés dans la lettre suivante, que j'écrivis le 12 octobre 1843 au président de l'Académie :

« Monsieur le Président,

« Les questions de priorité, dans les sciences, sont parfois irritantes, souvent insolu-

iv

bles, et l'on ne devrait être admis à faire
valoir ses preuves, le cas échéant, qu'à l'aide
de faits authentiques, irrécusables et *maté-
riellement* démontrés.

« Pour mon compte je me conformerai de
tous points aux principes que je viens d'é-
mettre en fait de priorité, et vous prierai
de soumettre à l'appréciation de l'Académie
royale de Médecine, à laquelle j'ai l'honneur
d'appartenir, les droits que je réclame touchant un des modes d'exploration de l'urèthre.

« Vers la fin du mois de mai 1839, j'a-
dressai à M. le docteur Pariset, votre éloquent
secrétaire perpétuel, un manuscrit intitulé :
Etudes sur les explorations de l'Urèthre.
Ce manuscrit, reçu par l'Académie dans la
séance du 4 juin 1839, enregistré dans le
troisième volume, p. 948, du bulletin de cette
compagnie savante, est l'extrait détaché d'un
volumineux mémoire que je publierai plus
tard tout entier. Or, ce manuscrit contient
mon mode d'éclairage de l'urèthre, et peut
être consulté dans les archives de l'Académie,
à Paris.

« Comme des hommes ayant la même pro-
fession et s'occupant des mêmes choses, peu-

vent avoir des idées pareilles et être conduits à faire la même découverte, ou à modifier heureusement la même invention, je n'ai point été surpris de voir M. le docteur Ratier lire un travail à l'Académie (1), d'abord *sur un uréthrotome* dont M. Guillon a chaleureusement revendiqué l'invention (2), puis *sur un nouveau moyen d'exploration des tissus sous-cutanés.* Après la première communication, dit la *Gazette médicale* (3), M. Ratier signale à l'attention de l'Académie le nouveau procédé à l'aide duquel, profitant de la transparence de nos tissus, il est parvenu à voir distinctement les altérations qui peuvent se rencontrer dans l'urèthre, etc.

« Bien que les moyens à l'aide desquels M. Ratier a procédé pour éclairer l'urèthre soient absolument les mêmes que les miens, je suis loin de prétendre qu'il me les ait empruntés, qu'il y ait plagiat, non certes. Ce médecin, j'aime à le croire, a eu la même pensée que moi, l'a mise à exécution, est arrivé aux mêmes résultats que les miens et les

---

(1) Séance du 29 août 1843.

(2) Séance de l'Académie du 19 septembre 1843.

(3) Numéro du 2 septembre 1843, page 565.

a publiés : c'était justice. Je m'estime assu-
rément très-heureux, moi, très-modeste et
très-obscur médecin de province, d'avoir
pour émule un homme haut placé dans la
science et habitant Paris, mais je ne saurais
consentir à faire abnégation de mes droits
incontestables à la priorité. Cette priorité
m'est acquise, je le répète, par le dépôt de
mon manuscrit à l'Académie de médecine de
Paris depuis le mois de mai 1839. »

NOUVEAU MODE

D'EXPLORATION DE L'URÈTHRE

à l'état normal et à l'état pathologique.

—————❖—————

I. Les essais de Bombolzini, de MM. Ségalas et Tanchou, pour éclairer la vessie et l'urèthre, m'avaient paru tellement féconds en résultats pratiques d'une haute importance, si l'on arrivait à mieux faire que ces médecins distingués, qu'à mon tour aussi je voulus expérimenter, mais en procédant autrement que mes devanciers.

II. On comprendra facilement la ténacité que j'ai mise dans mes expériences, et le long temps que j'y ai consacré, si l'on songe aux avantages signalés qui résulteraient d'une exploration directe de l'urèthre, faite en l'éclairant, et à la possibilité de guérir aussi sûrement qu'indistinctement toutes les maladies de ce canal dès qu'on pourrait acquérir la certitude qu'il existe tel ou tel genre de lésion, telle ou telle variété pathologique de texture, et que la situation des rétrécissements et de leurs ouvertures est telle ou telle.

Dans ces vues donc, et pendant tout un hiver, j'entrepris et j'abandonnai, je recommençai pour cesser de nouveau une série d'expériences desquelles je n'obtins aucun résultat satisfaisant.

III. Quoique je me fusse frayé une voie nouvelle, toutes mes combinaisons d'optique et de dioptrique, mises en œuvre avec des verres convergents, des tubes à cônes renversés et une lampe à réflecteur, n'aboutirent qu'à quelques données curieuses sur la lumière, qui sont tout à fait étrangères à mon objet. On voudra bien remarquer cependant, que, tout en m'y prenant autrement que M. Ségalas pour éclairer la vessie et l'urèthre, j'arrivai aux mêmes résultats que lui, puisque je pus lire des caractères d'imprimerie très-fins renfermés dans une vessie enveloppée elle-même dans un triple taffetas noir, et placée à cinq décimètres de mon œil.

IV. Telles avaient été mes belles, mes séduisantes spéculations de cabinet. Depuis cette époque je me suis appliqué à faire marcher de front la théorie et les applications pratiques, pour ne pas m'exposer à poursuivre des chimères.

V. Avant de décrire le procédé à l'aide duquel je suis parvenu à éclairer l'urèthre, procédé qui m'appartient bien puisque personne ne l'a même indiqué avant moi, j'ai besoin d'exposer quelques précédents d'anatomie topographique sur une portion du pénis, sur la paroi inférieure de l'urèthre et sur le périnée, précédents sans lesquels il serait fort difficile de me faire comprendre.

VI. En procédant à l'examen anatomique de la face inférieure du pénis, de la portion médiane du scrotum et de la ligne, médiane aussi, du périnée, on trouve la peau, formant à la face scrotale de la verge un raphé, une ligne un peu saillante, noirâtre, dépourvue de poils, si ce n'est chez les hommes velus et très-bruns. Cette ligne se continue, plus marquée, sur la face antérieure du scrotum, et forme un relief très-sensible, rugueux et saillant à sa face postérieure et tout le long du raphé périnéal. Immédiatement au-dessous de ce trajet sous pénien, scrotal et périnéal de la peau, qui est partout mince, élastique, extensible, on trouve une couche de tissu cellulaire lamelleux, très-lâche, et n'ayant pas de tissu graisseux. Tout à fait à l'extrémité du pénis on rencontre la portion antérieure et inférieure du gland, répondant au frein, et le commencement de l'urèthre situé au-dessus de cette expansion érectile et spongieuse. La face inférieure ou périnéale du canal n'est recouverte, dans sa moitié spongieuse antérieure, que par la peau et par la couche de tissu cellulaire non graisseux dont j'ai parlé. La cloison des bourses, formée par l'adossement de la face externe du dartos, est située derrière la ligne médiane du scrotum et une couche de tissu cellulaire.

1*

Plus profondément encore on rencontre une portion du muscle bulbo-caverneux, recouvrant environ la moitié postérieure de la portion spongieuse de l'urèthre.

VII. Au-dessus de la peau et du tissu cellulaire de la région périnéale proprement dite, on trouve une lame très-mince de tissu cellulo-fibreux constituant l'aponévrose superficielle du périnée, qui recouvre les muscles du périnée, le bulbe et la portion spongieuse de l'urèthre.

VIII. La face périnéale, scrotale ou inférieure de l'urèthre s'étend de l'extrémité antérieure de la verge jusqu'au col de la vessie, se divise ordinairement en trois portions, et en quatre si on admet la bulbeuse comme le veut M. Amussat, quoique certains anatomistes, le professeur Jules Cloquet entr'autres, la comprennent dans la portion membraneuse, arguant de ce qu'elle n'en est pas distincte, surtout supérieurement.

IX. Ce serait abuser de la patience du lecteur que de répéter ici ce que des travaux importants ont fait connaître sur l'urèthre. Ces travaux sont consignés dans tous les ouvrages modernes d'anatomie, dans des journaux de médecine et dans tous les articles de dictionnaire ayant trait à l'urèthre et à ses rétrécissements. Il me suffira de faire remarquer qu'on n'a à étudier, pour mon objet, que les portions spongieuse, bulbeuse et membraneuse. Quoique la prostatique demeure inaccessible à mes investigations, on pourra voir quelles données je pourrai acquérir sur les rétrécissements dont elle est le siége.

X. Ainsi qu'on l'observe sur toutes les lignes médianes et extérieures du corps, la circulation de la face inférieure du pénis, du raphé scrotal et périnéal, et des tissus plus profondément placés sur le même plan, s'opère dans des vaisseaux capillaires consistant en des artérioles et en des veinules excessivement déliées.

XI. D'après ce qu'on sait touchant les essais infructueux qu'on a fait pour éclairer l'urèthre, tout ce qui a trait à ce mode d'exploration est un problème fort difficile à résoudre.

XII. Les expériences de Bombolzini, celles du docteur Ségalas, les miennes, et les longues recherches que j'ai faites pour varier mes combinaisons d'optique, tout cela m'a démontré qu'il était impossible d'éclairer l'urèthre en suivant la voie tracée jusqu'ici. Mon premier soin fut de savoir si les tissus qui recouvrent la paroi inférieure de l'urèthre étaient assez minces et assez transparents pour qu'on pût éclairer ce canal en rassemblant le plus de rayons lumineux possible sur le point uréthral qu'on voulait explorer. Quelques expériences faites sur les ailes du nez, sur le pavillon de l'oreille et sur les mains d'un enfant de dix ans, me firent espérer! en me servant, pour cet éclairage, d'une lampe à réflecteur et d'un verre convergent avec lequel j'éclairais fortement l'un des côtés des parois que je viens d'indiquer, j'apercevais très-distinctement de l'autre, notamment sur le pavillon de l'oreille, le trajet de tous les petits vaisseaux et le réseau qu'ils formaient. Quelque concluants que ces essais me parussent, je n'osai en induire rien de favorable, et ne voulus conséquemment pas forcer l'analogie que je craignais de trouver en défaut. Je pris donc le sage parti de ne marcher qu'à l'aide des faits et de ne pas les devancer.

XIII. Quand mon plan fut bien arrêté, et que je crus être dans la bonne voie, je me procurai un pénis auquel je laissai tenir tout l'urèthre et les testicules, montai mon appareil d'optique composé d'un fort verre convergent et d'une lampe à réflecteur, introduisis un tube d'étain dans l'urèthre, et dirigeai les rayons lumineux réunis directement au-dessous de *l'orifice tubaire* répondant à la paroi inférieure de l'urèthre. En procédant ainsi, l'écartement des parois du canal excréteur de l'urine et le prolongement de cet écartement, qui va toujours en diminuant au fur et à mesure qu'on s'éloigne du tube, permet de voir la portion interne de l'urèthre sur laquelle les rayons lumineux sont dirigés. Il faut bien l'avouer cependant, je ne distinguai pas très-bien les parties éclairées, et tout me paraissait confus. Ce mécompte tenait à plusieurs particularités que voici : 1º Le poli intérieur du tube en étain dont je

me servais était si brillant, qu'il reflétait trop vive-
ment la lumière sur les propres parois de cet instrument, et s'opposait à ce que je visse bien la membrane
muqueuse de l'urèthre, qui, par cela même, me paraissait très-faiblement éclairée; 2º le pénis sur lequel
j'expérimentais était celui d'un vieillard dont la peau
et la portion spongieuse de l'urèthre étaient racornies
et presque opaques. Mécontent de cette première ex-
périence, je voulus opérer sur un autre membre viril.
Pour ce second essai, j'avais fait faire un tube en fer-
blanc, peu brillant intérieurement, et armé d'un mandrin renflé par le bout pour en faciliter l'introduction.
— Les résultats furent beaucoup plus satisfaisants que
la première fois, et je distinguai assez bien le point
éclairé de l'urèthre. Tout ce qu'on avait le droit d'espérer n'était cependant pas obtenu, et j'avais besoin de
voir beaucoup mieux pour que le but que je m'étais
proposé fût atteint.

XIV. Je prévis alors que des expériences faites sur
le vivant seraient préférables à celles dont je viens de
parler, en ce sens qu'il y a une énorme différence,
quant à la transparence, entre des tissus doués de vie,
ayant un réseau capillaire sanguin très-délié, émi-
nemment translucide, et des tissus frappés de mort et
presqu'opaques. Je pensai d'ailleurs qu'en tirant fortement à droite et à gauche la peau et toutes les cou-
ches sous-jacentes des divers tissus qui sont en rapport
avec la paroi inférieure de l'urèthre, je pensai, dis-je,

que je les appliquerais sur le tube, que je les amincirais beaucoup, et que je les rendrais conséquemment plus perméables à la lumière.

XV. On notera que pour éclairer l'urèthre il faut préalablement vider le rectum, faire écarter les cuisses, et relever le pénis contre l'abdomen. Cette manœuvre réussit à merveille sur un malade de quarante-huit ans, M. C...., que j'avais traité précédemment d'une tuméfaction considérable de la prostate avec dysurie, et sur lequel, à l'occasion de cette maladie, j'avais déjà fait des expériences en présence des docteurs Guérin, Brulatour et Fasileau, de Bordeaux, touchant un mode de compression applicable au traitement de la prostalite chronique.

XVI. Comme les tissus qui recouvrent la paroi inférieure de l'urèthre sont plus ou moins épais selon qu'on les examine d'avant en arrière, et selon qu'on a à éclairer certaines portions du canal, je dus expérimenter sur tous les points, la portion prostatique exceptée, qui demeure, ainsi que je l'ai déjà dit, inaccessible à ce genre d'exploration. En procédant ainsi je notai les particularités suivantes :

A. La portion fort peu étendue de l'urèthre répondant au-dessous du gland est peu *éclairable*, et on sait pourquoi;

B. La portion de ce canal qui est immédiatement au-dessous de la cloison scrotale ne pourrait être que

très-faiblement éclairée, si on ne prenait la précaution
de relever ou d'abaisser le double paquet testiculaire,
en tirant le pénis en haut, pour laisser le point qu'on
veut éclairer accessible à la lumière;

C. Le reste de la portion spongieuse de l'urèthre, le
bulbe et la portion membraneuse peuvent fort bien être
explorés de la même manière, malgré l'épaisseur des
tissus cutané, cellulaire, aponévrotique double, muscu-
laire et membraneux du périnée. — Il est bien entendu
qu'on doit absterger soigneusement tout l'urèthre des
mucosités dont il peut être tapissé, en portant dans le
spéculum un pinceau de linge fin monté sur une longue
tige en baleine.

XVII. Tout allait on ne peut mieux jusque là, mais
un point capital restait douteux, et consistait à savoir
si on distinguerait facilement les rétrécissements, leur
position, leur nature, etc. Les nombreux malades que
j'ai eus à traiter ont servi à dissiper tous mes doutes,
et à me démontrer qu'on pouvait parfaitement re-
connaître les variétés des rétrécissements, les ulcérations, etc., etc.

XVIII. Mon *spéculum uréthral* se compose d'un
tube en argent ayant deux décimètres et demi de long
et six millimètres de diamètre. Un entonnoir, s'adap-
tant à l'un de ses bouts et se démontant à volonté, sert
à ce que l'œil ait un plus vaste champ à embrasser pour
voir sans divergence jusqu'au fond du tube. Ce spécu-

lum est pourvu d'un mandrin en acier dont l'extrémité uréthrale sert d'embout pour faciliter son introduction; il est de plus renflé au niveau de l'orifice du tube pour qu'il ne le dépasse pas.

XIX. Le mode d'exploration que j'ai essayé de décrire le plus clairement et le plus succinctement possible, offre une foule d'avantages, me paraît devoir être d'un grand secours pour préluder au traitement des rétrécissements de l'urèthre, et devra, ce me semble, être préféré, dans la majorité des cas, aux sondes et aux bougies exploratrices.

XX. Bien que dans un travail inédit j'aie prisé, comme je le devais, les instruments ingénieux à l'aide desquels Ducamp était parvenu à explorer les rétrécissements uréthraux, j'ai été forcé, néanmoins, de laisser entrevoir leur côté faible et vicieux. J'ai en effet constaté l'inutilité, l'introduction douloureuse, la complication embarrassante des uns, et les résultats explorateurs imparfaits ou tout à fait infidèles des autres. Quoi qu'il en fût, je n'ai pas dû en proscrire absolument l'usage, et me suis fait une loi de conserver tout ce qui m'a paru devoir l'être.

XXI. Voici quels sont les avantages de mon *spéculum uréthral* :

1º Son introduction est facile, et si l'on craignait

que l'urèthre ne s'y prétât pas sans douleur, on pourrait préluder à son application par la dilatation de ce canal ;

2° Avec lui on peut le plus communément se passer de tous les autres moyens explorateurs, et de ceux qui consistent à faciliter l'introduction des bougies dans les rétrécissements centraux, latéraux, supérieurs ou inférieurs ;

3° A l'aide de cet instrument on reconnaît et on distingue très-facilement de quel côté se trouve l'orifice des rétrécissements, si ce sont des brides, des valvules, des ulcérations, des carnosités ou des coarctations fibreuses, quasi-cornées, et réfractaires à la cautérisation ;

4° On peut encore, avec lui, et après avoir reconnu la situation du pertuis, y faire pénétrer des bougies en inclinant fortement le tube du côté opposé au rétrécissement, et en coudant le pénis ;

5° Enfin, l'appareil dont je me sers pour éclairer l'urèthre est simple, facile à monter, et n'entraîne, dans ses applications, ni les embarras, ni les difficultés qu'on reprochait à celui de M. Ségalas.

XXII. On opposera maintenant à ces avantages, qui sont incontestables, l'inconvénient de ne pas pouvoir éclairer des rétrécissements au delà de la courbure sous-pubienne avec un spéculum droit. J'ai répondu d'avance à cette objection, en disant comment on pouvait effacer la première courbure de l'urèthre.

XXIII. Comment suppléerez-vous enfin, me dira-t-on, à l'impossibilité où vous êtes d'explorer la portion prostatique de l'urèthre en l'éclairant? Je répondrai d'abord, que les rétrécissements situés à la portion prostatique de l'urèthre sont excessivement rares; puis je dirai que l'observation comparée d'un grand nombre de rétrécissements démontre que ces affections ont, à quelques exceptions rares près, une similitude parfaite dans toute l'étendue du canal. Or, comme on ne trouve presque jamais d'obstacles siégeant à la portion prostatique sans qu'il en existe sur l'un des points antérieurs de l'urèthre, on pourra juger par analogie, et recourir d'ailleurs aux moyens explorateurs ordinaires si cette analogie faisait défaut.

Bordeaux, imp. de H. GAZAY et COMP., rue Gouvion, 18.